Contenido

Prefacio

Comprender la base de los problemas sexuales, primero debe comprenderse adecuadamente antes de que se puedan hacer suposiciones sobre su impacto en la vida de un individuo. Hay varios elementos diferentes que eventualmente afectan la vida sexual de un individuo de una manera u otra. Obtén toda la información que necesitas aquí.

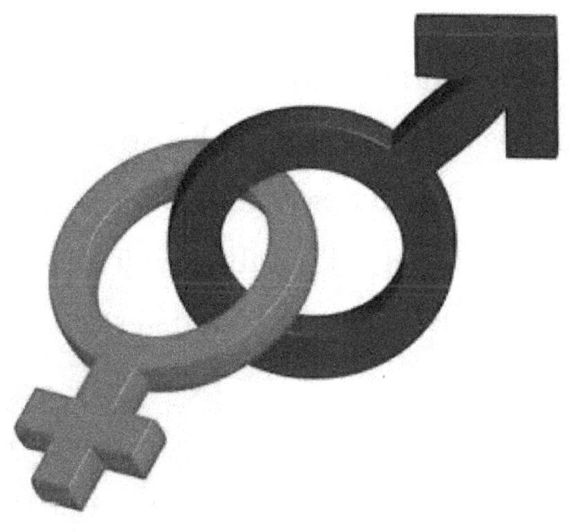

Capítulo 1: Conceptos básicos de los problemas sexuales

Sinopsis

La investigación ha podido demostrar sin lugar a dudas que existe un análisis sin prejuicios del fenómeno del sexo que afecta claramente a un individuo de maneras que son radicalmente diferentes de otros instintos básicos como la sed, el hambre, el dolor, el estrés y cualquier otro sentimiento que un ser humano normal soportará.

Comúnmente visto como un misterio y único en sí mismo, el individuo se ve afectado de maneras que a menudo son incomprensibles, cuando el encanto del otro sexo, se ve a través del deseo sexual corporal o la lujuria sexual.

Esto generalmente se describe en la forma más simple de la actitud del hombre hacia él, ya que es de incomparable mayor importancia moral que la actitud hacia los otros apetitos corporales. La mayoría de los hombres casi exigen satisfacción inmediata en esta área cuando y donde sea que parezca tomar el control y dominar sus pensamientos.

Lo básico

Aparte de las profundidades obvias de la conexión que el acto sexual puede traer, la singularidad de su intimidad es una de las respuestas más favorecidas que se pueden esperar.

La intimidad derivada del acto sexual es principalmente lo que la contraparte femenina está buscando a través de la conexión.

Sin embargo, con las mujeres y los hombres ahora más comúnmente mirando el acto sexual como un mero ejercicio para crear liberación de las tensiones del mundo real, incluso por unos minutos, el elemento de intimidad ya no es realmente buscado en la mayoría de los encuentros.

La mayoría de los participantes todavía buscan que se aborden algunos problemas de salud y seguridad, antes de entregarse a la libertad del acto sexual, ya que sin las precauciones adecuadas tomadas es muy posible que el acto sexual pueda venir con un conjunto completamente diferente de problemas tanto mentales como físicos.

Capítulo 2: Problemas sexuales físicos femeninos

Sinopsis

Es una suerte para las mujeres de hoy, que los temas relacionados con los problemas sexuales físicos ahora se pueden discutir abiertamente y hay varias vías disponibles para que las mujeres busquen. Esto hace que la información sobre cuestiones sexuales físicas femeninas sea más accesible y, por lo tanto, crea una mejor comprensión para todas las partes sobre estos temas.

El lado femenino

Cuando se trata del tema de la sexualidad física, las mujeres son más vulnerables que los hombres, ya que generalmente hay muchos problemas conectivos subyacentes que afectan a una mujer en esta área en lugar de a un hombre.

Las mujeres generalmente se ven afectadas tanto mental como físicamente en todos los problemas sexuales. El acto real de las relaciones sexuales la mayoría de las veces tiene un impacto bastante significativo en la mujer en general, creando así la necesidad de ser más delicada en el manejo de los problemas relacionados con el encuentro sexual.

Un problema sexual puede ser cualquier cosa que interfiera con la satisfacción natural de una mujer obtenida del encuentro sexual, que podría variar de mental a física; Sin embargo, en la mayoría de los casos generalmente se observa que es de naturaleza física. Idealmente, las mujeres deberían poder disfrutar de algunas fases diferentes del acto sexual antes y durante el coito eventual, y esto debería incluir las etapas de deseo, excitación, orgasmo y resolución.

Sin embargo, la mayoría de las mujeres no pueden concentrarse en estas fases tan importantes, que son fundamentales para el éxito del acto sexual, porque generalmente hay otros elementos de distracción presentes.

La falta de deseo sexual o interés en el sexo es quizás la fase más dañina en la que se encuentra. Otros pueden incluir las dificultades para excitarse sexualmente o alcanzar el orgasmo, que es realmente una queja muy común de la mayoría de las mujeres sexualmente inactivas. Tener que soportar cierto nivel de dolor durante el coito es también otra razón para que las mujeres no puedan disfrutar del encuentro sexual.

Capítulo 3: Problemas sexuales físicos masculinos

Sinopsis

Los hombres a veces encuentran problemas que están directamente relacionados con problemas sexuales físicos y si no se tratan, el individuo no podrá disfrutar de una vida sexual saludable y feliz.

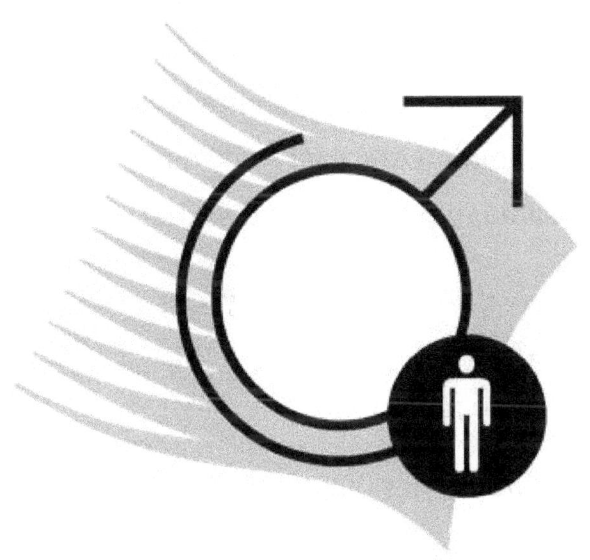

El lado masculino

Para el hombre, los niveles de testosterona generalmente dictan el apetito sexual del individuo, y cuando esto no está en equilibrio favorable, el individuo generalmente encontrará fases de desinterés total en el sexo o incapacidad completa para realizar el acto sexual incluso cuando se inicia.

La falta de ciertas hormonas dentro del sistema del cuerpo puede crear el desequilibrio que resulta en la falta de deseo sexual. Las condiciones médicas son otro probable contribuyente al desinterés o problemas sexuales físicos temporales. A veces, incluso los medicamentos recetados pueden ser un factor negativo que contribuye a esta parte particular de la vida del individuo.

Otras preocupaciones que pueden afectar la capacidad del hombre para participar con éxito en algún nivel de actividad sexual también podrían derivarse de la incapacidad para controlar la eyaculación precoz.

Esta es a menudo una situación bastante embarazosa para el hombre, creando así la mentalidad que está cansada de participar en cualquier forma normal y saludable de actividad sexual.

También existe la preocupación de la eyaculación inhibida o retardada para tratar con algunos hombres y esto es igualmente perjudicial para el ego masculino.

Esta condición también desalienta aún más al hombre de participar en un comportamiento sexual normal y saludable.

También hay a veces otras consecuencias dolorosas de los encuentros sexuales que obligan al hombre a evitar cualquier forma de sexo.
Estos incluirían la eyaculación retrógrada donde en el punto de un orgasmo; El esperma eyaculado es forzado a regresar a la vejiga en lugar de liberarse a través de los canales normales y salir del pene.

Todo esto contribuye a la mentalidad negativa del hombre, lo que afecta directamente las capacidades físicas del individuo. Cuando esto sucede, los hombres generalmente recurren a formas poco saludables para liberar sus impulsos sexuales acumulados o se desaniman totalmente con el sexo por completo.

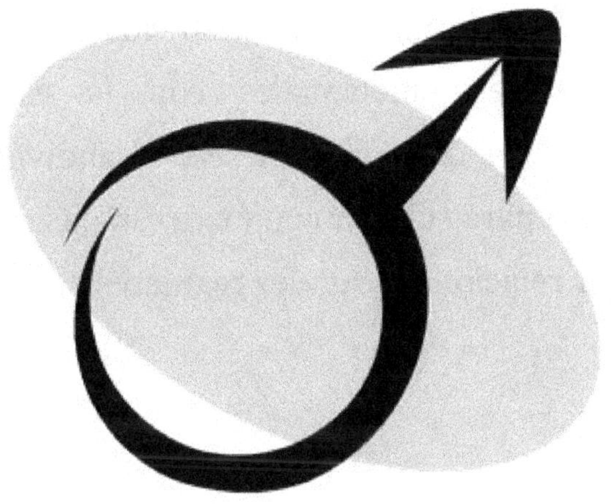

Capítulo 4: Problemas emocionales que afectan el sexo

Sinopsis

Los problemas emocionales son un factor muy prominente en la vida de cualquier persona, como una de las razones para no ser activamente sexual en ciertas etapas de su vida. Sin embargo, en lugar de evitar estas fases emocionales con la esperanza de que eventualmente mejore o se desvanezca, el individuo debe buscar algún tipo de ayuda para superar con éxito esta fase y volver a sentirse cómodo con tener relaciones sexuales regulares.

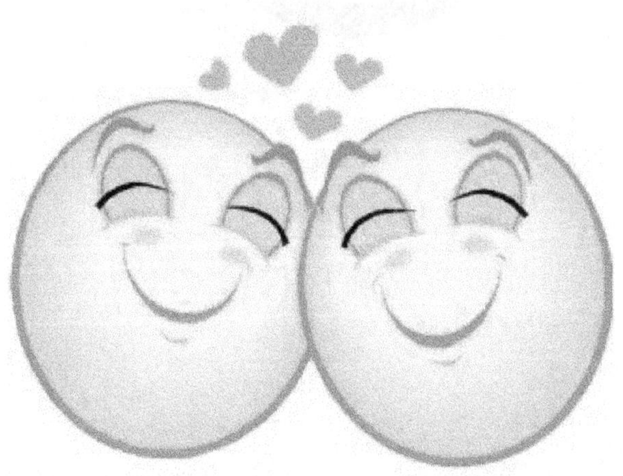

Emociones

Las dificultades sexuales a veces comienzan con encuentros desagradables o traumáticos en algún momento del pasado en la vida del individuo. Cuando estos encuentros no se abordan adecuadamente, eventualmente podrían convertirse en una situación en la que el individuo se ve tan afectado por el pasado que no puede funcionar normalmente o responder normalmente a un encuentro sexual.

Algunos de los factores contribuyentes más comunes incluirían problemas matrimoniales o de relación, problemas fisiológicos dentro del propio individuo, falta de confianza mutua dentro de la relación, problemas de comunicación que también podrían contribuir a la incapacidad de la persona para expresar su preferencia sexual dentro del acto sexual en sí o la fase antes de que tenga lugar la relación sexual real. y también cualquier experiencia traumática previa que no se haya tratado adecuadamente.

Otros problemas emocionales que podrían afectar la vida sexual de un individuo también incluirían el estado mental de la persona que podría estar en un modo depresivo.

Cuando la depresión se estableció, el individuo no solo sería un candidato poco probable para un encuentro sexual, sino que también podría causar que el encuentro tomara un giro desagradable que podría resultar en lesiones a ambas partes.

También existe la posibilidad de ser abusado sexualmente en algún momento de la vida que provoque el revés emocional al enfrentar la posibilidad de un encuentro sexual. A menos que estos problemas emocionales se aborden y traten en consecuencia, la mayoría de las personas encontrarán que no podrían disfrutar de una relación sexual satisfactoria.

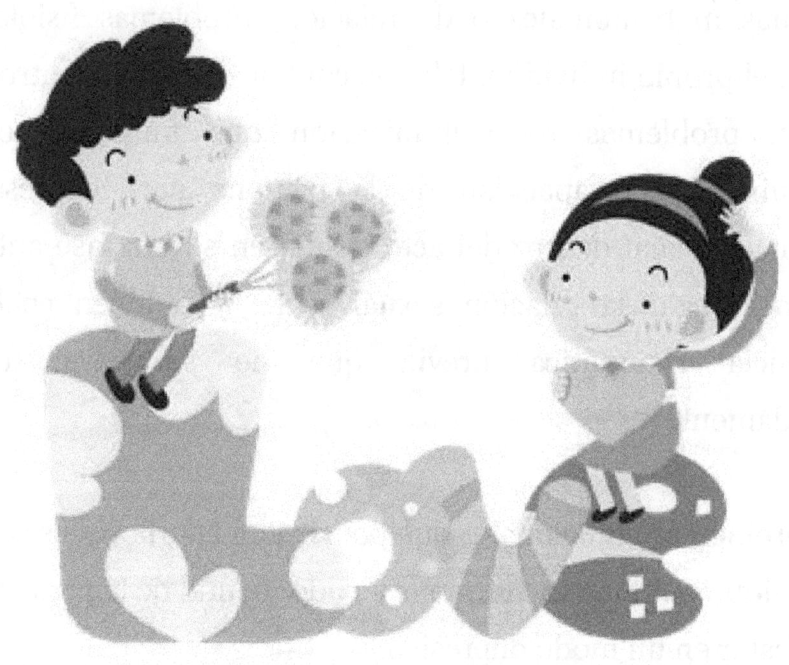

Capítulo 5: Cuándo buscar ayuda profesional

Sinopsis

A veces las personas cometen el error de ignorar los primeros signos de problemas sexuales y, en cambio, eligen distraerse de otras maneras. Esta puede ser una forma bastante pobre de manejar los problemas sexuales, ya que eventualmente la relación sufrirá y prevalecerá mucho dolor no deseado y negativo. Por lo tanto, en aras de mantener una relación sexual saludable y funcional, todos los interesados deben iniciar la ayuda profesional a la primera señal de problemas.

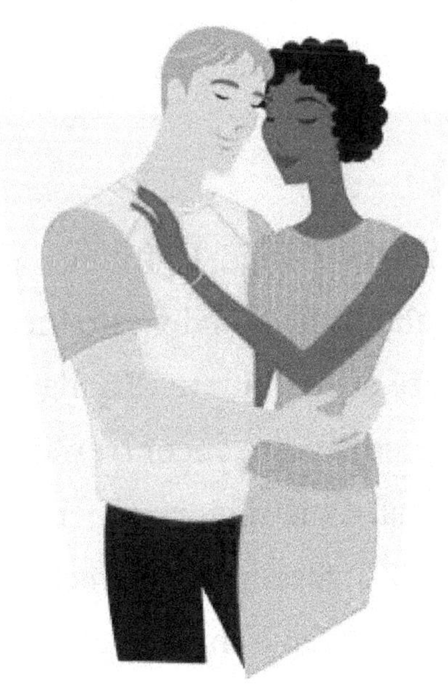

¿Cuándo necesita ayuda?

Si y cuando una de las partes dentro de una relación se siente insatisfecha o desinteresada con cualquier contacto sexual, es hora de buscar ayuda profesional. Esto también se fomenta si la frecuencia del acto sexual se ha vuelto tan tensa y mínima que es necesaria alguna intervención antes de que la situación sea aceptada como norma. La mayoría de las parejas cometen el error de posponer el sexo simplemente por sus propios compromisos individuales de la vida diaria y, finalmente, no se dan cuenta de que el sexo ya no es parte de sus vidas. Esto se vuelve aún más doloroso cuando la realización viene en forma de una parte que se extravía en las comodidades de los brazos de un extraño para buscar y encontrar consuelo. Cuando se permite que esto suceda, a menudo es más difícil revivir la relación a su gloria de una vez.

También hay otras razones más legítimas que podrían obligar al individuo a buscar ayuda profesional y esto incluiría la incapacidad de funcionar normalmente sexualmente. En algún momento de la vida, la mayoría de las personas se encontrarían con este problema y buscar ayuda profesional es la mejor manera de superar esta fase de la vida. Además de las recomendaciones que generalmente son prescritas por el profesional que maneja el problema, también podría ser necesario agregar algún tipo de ayuda médica a la ecuación, para ayudar al individuo a recuperarse adecuadamente para participar en sesiones de actividad sexual saludable nuevamente.

Capítulo 6: El peligro para su matrimonio cuando deja que estos problemas

No recibir tratamiento

Sinopsis

Hay varios peligros que podrían ser provocados por el total desprecio o desinterés en dar por sentado los problemas. Los siguientes son solo algunos problemas de los que debe cansarse, ya que comúnmente se sabe que son los forjadores de matrimonio ideales:

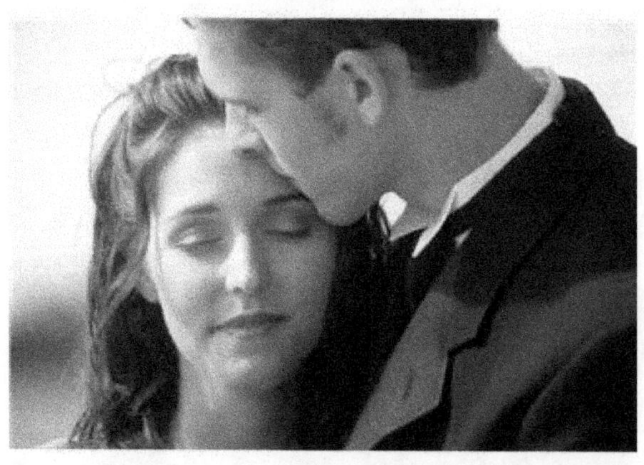

Gran información

Descuidarse unos a otros es uno de los productos más comunes de dejar que los problemas no se traten. Esta es una buena indicación para el otro, que ya no hay un interés en mantener la relación fuerte y saludable, ya que no querer enfrentar los problemas relacionados con la relación representa.

Privarse mutuamente es también otra forma poco saludable de crear discordia dentro de la relación. Cuando los problemas no se abordan adecuadamente, la probabilidad de que las partes dentro de la relación sientan que se están dando por sentadas sería muy alta. Esto creará la mentalidad de tratar de hacer que la otra parte "pague", fomentando así la actitud negativa de privación.

La deshonestidad y la traición son otro producto de los problemas relacionados con la relación que no se abordan de manera adecuada y seria. Cuando cualquiera de las partes siente que sus sentimientos no están siendo considerados seriamente, entonces es más probable que busquen consuelo con otra persona, poniendo en peligro el futuro de la relación existente. Esta es a menudo la forma más común que la mayoría de las parejas utilizan para llamar la atención o buscar consuelo.

Atacarse entre sí dentro de los límites de la relación eventualmente hará que la relación falle. Este suele ser otro método para desahogar la frustración cuando no se abordan las cuestiones básicas, lo que deja a las partes sin otra opción que desahogar sus frustraciones entre sí.

Terminando

Cuando los problemas negativos no se tratan, no es sorprendente que eventualmente causen que un matrimonio cómodo y feliz se desintegre en nada. Asegúrese de cuidar bien su relación.

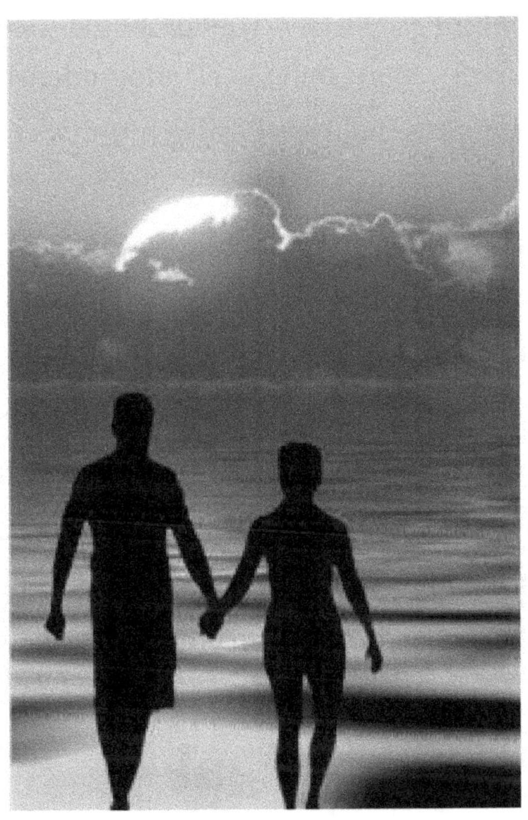

Sobre el autor

C.X. Cruz nació en Puerto Rico y ha vivido en el área de la ciudad de Nueva York desde que tenía 14 años. Tiene títulos de posgrado de la Universidad Estatal de Nueva York y la Universidad de Honolulu en Ciencias de la Computación. Ha trabajado para bancos de inversión europeos como UBS y para bancos estadounidenses como Goldman Sachs. Sus pasatiempos incluyen la silvicultura y el remo.

Cuando era un estudiante graduado muy joven, Cruz pensó en publicar libros. Era extremadamente difícil publicar un libro usando los métodos tradicionales hace 30 años. Renunció a este sueño editorial en ese entonces. Afortunadamente, hay numerosas maneras de convertirse en un autoeditor hoy. Internet ha democratizado muchos negocios, como la publicación de libros. Cruz puede brindarle un gran contenido y un excelente precio. Nunca dejes de leer y aprender. ¡Cruz sabe que disfrutarás leyendo sus libros!

Legal

El material de este libro se obtuvo de InDigitalWorks.com con derechos de participación.

Exención de responsabilidad

Bajo ninguna circunstancia el creador del producto, programador o cualquiera de los distribuidores de este producto, o cualquier distribuidor, será responsable ante ninguna parte por cualquier daño directo, indirecto, punitivo, especial, incidental u otro daño consecuente que surja directa o indirectamente del uso de este producto. Este producto se proporciona "tal cual" y sin garantías.

El uso de este producto indica su aceptación de la política de "Sin responsabilidad". Si no está de acuerdo con nuestra política de "No responsabilidad", entonces no se le permite usar o distribuir este producto (si corresponde). El hecho de no leer este aviso en su totalidad no anula su aceptación de esta política si decide utilizar este producto.

La ley aplicable puede no permitir la limitación o exclusión de responsabilidad o daños incidentales o consecuentes, por lo que la limitación o exclusión anterior puede no aplicarse en su caso. La responsabilidad por daños y perjuicios, independientemente de la forma de la acción, no excederá la tarifa real pagada por el producto. InDigitalWorks.com

Derechos de autor

www.ingramcontent.com/pod-product-compliance
Lightning Source LLC
LaVergne TN
LVHW020545160826
845677LV00015B/4208

* 9 7 9 8 3 6 6 9 4 1 5 3 2 *